Made in the USA
Monee, IL
04 November 2026

67384268R00056